CONTRIBUTION A L'ÉTUDE

DES

ACCIDENTS TARDIFS

CONSÉCUTIFS

AUX FRACTURES DE LA COLONNE VERTÉBRALE

PAR

M. PAGET

DOCTEUR EN MÉDECINE

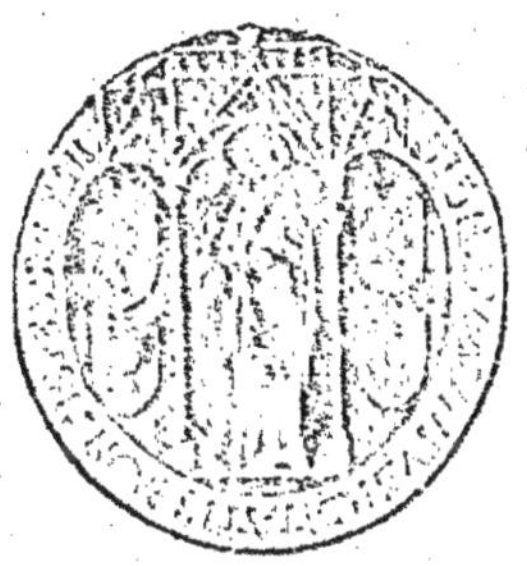

MONTPELLIER

IMPRIMERIE Gustave FIRMIN et MONTANE

Rue Ferdinand-Fabre et Quai du Verdanson

—

1899

CONTRIBUTION A L'ÉTUDE

DES

ACCIDENTS TARDIFS

CONSÉCUTIFS

AUX FRACTURES DE LA COLONNE VERTÉBRALE

PAR

M. PAGET

DOCTEUR EN MÉDECINE

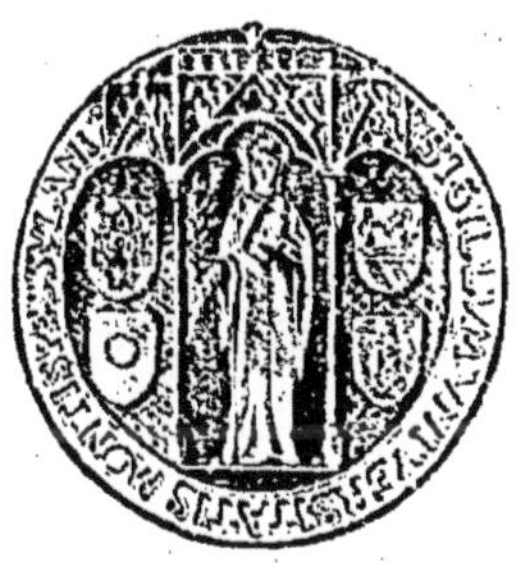

MONTPELLIER

IMPRIMERIE Gustave FIRMIN et MONTANE

Rue Ferdinand-Fabre et Quai du Verdanson

—

1890

A MON PÈRE

A MA MÈRE DÉVOUÉE

A MON ONCLE M. JOURDAN

A MES PARENTS

M. PAGET.

INTRODUCTION

Nous avons eu l'occasion d'observer, dans le service de M. le professeur Forgue, un malade atteint de fracture de la colonne vertébrale, qui présentait, plusieurs mois après l'accident, des troubles moteurs, sensitifs et trophiques secondaires aux lésions nerveuses occasionnées par la déformation. Sur le conseil de notre Maître, M. le Professeur Forgue, qui fit, au sujet de ce malade, une intéressante leçon clinique, nous avons pris comme sujet de thèse inaugurale les troubles tardifs consécutifs aux fractures de la colonne vertébrale.

Mais, malgré les travaux qui ont été publiés sur ce sujet, en particulier les mémoires de Tuffier et Hallion et la thèse de Heurteau, et les remarquables études de Chipault sur la chirurgie médullaire, la question est encore très obscure et surtout extrêmement difficile à exposer complètement. Il faut, en effet, avoir étudié longuement la physiologie et la pathologie de la moelle et des racines nerveuses des plexus pour comprendre et expliquer les phénomènes qui se succèdent chez des individus atteints de commotion, contusion ou compression médullaire ou radiculaire, comme cela a lieu dans les fractures du rachis.

Nous n'avons pas eu le temps, malheureusement, de faire cette étude préparatoire nécessaire et nous nous sommes borné, à notre grand regret, à passer seulement en revue les troubles qui se produisent tardivement dans les lésions traumatiques du rachis, d'après les études que nous avons pu consulter et les observations que nous avons trouvées dans la littérature.

La difficulté de notre tâche sera notre meilleure excuse auprès de nos juges, auxquels nous aurions désiré présenter un travail plus étudié et plus complet.

Le dernier acte de notre scolarité est pour nous une occasion d'exprimer à tous nos Maîtres de la Faculté et des Hôpitaux notre reconnaissance pour les excellentes leçons que nous avons reçues d'eux.

Nous adressons à nos premiers Maîtres de l'Ecole de Marseille, l'expression de toute notre gratitude.

Nous exprimons en particulier nos remerciements respectueux à notre éminent Maître, M. le professeur Forgue, qui nous a fait l'honneur de nous donner des conseils pour l'élaboration de ce modeste travail et a bien voulu accepter la présidence de notre thèse. Nous garderons toujours le souvenir de son brillant enseignement et de son affabilité bienveillante.

Merci enfin à MM. les docteurs Jeanbrau et Gibert pour l'observation qui fait le sujet de notre travail.

Voici le plan de notre travail :

Chapitre I. — Historique.
Chapitre II. — Etude symptomatique des troubles portant:
               A) sur le squelette; *B)* sur la moelle et les racines nerveuses.
Chapitre III. — Pathogénie.
Chapitre IV. — Anatomie pathologique.
Chapitre V. — Pronostic.
Chapitre VI. — Traitement.

Nous faisons suivre cette modeste étude de l'observation inédite d'un malade de M. le professeur Forgue et de plusieurs observations très intéressantes, recueillies dans la littérature et d'après lesquelles on a pu, ces dernières années, écrire ce chapitre nouveau de pathologie chirurgicale.

CONTRIBUTION A L'ÉTUDE

DES

ACCIDENTS TARDIFS

CONSÉCUTIFS

AUX FRACTURES DE LA COLONNE VERTÉBRALE

CHAPITRE PREMIER

HISTORIQUE

Les symptômes immédiats dus aux traumatismes médullo-radiculaires dans les fractures de la colonne vertébrales sont bien connus depuis les remarquables études d'Ollivier d'Angers, Brodie, Longet, Laugier, et surtout Brown-Séquard, dont les travaux firent faire un grand pas à la pathologie médullaire. En 1863, dans les *Archives de Médecine*, Leudet étudia particulièrement la congestion de la moelle dans les traumatismes de la colonne vertébrale. L'année suivante, Mitchell, Morehouse et Kern firent un travail d'ensemble sur les troubles de nutrition secondaires aux lésions traumatiques de la moelle et des nerfs. Jusqu'à ces auteurs, on avait seulement étudié les symptômes primitifs, et personne n'avait recherché quel était le sort des malades qui ne succombaient pas à une fracture du rachis. Leur mémoire marque donc une transition dans l'histoire de cette question, puisque c'est seulement après eux que les observateurs ont suivi l'évolution des troubles produits par les violents traumatismes médullaires dans les lésions rachidiennes.

Etendant la question à l'étude de tous les traumatismes de la moelle en général, les cliniciens et les anatomo-pathologistes ont bien décrit les phénomènes moteurs, sensitifs et trophiques, consécutifs aux lésions médullaires ; mais c'est en 1875 seulement que Raymond, dans son article du *Dictionnaire Encyclopédique* sur l'ataxie locomotrice, aborde la question des troubles tardifs et consécutifs aux lésions traumatiques de la moelle.

Petit, en 1879, rapporte plusieurs cas de tabes, paraissant en rapport avec les contusions de la moelle.

Dumesnil et Peter, dans les *Archives de neurologie*, publièrent plusieurs observations de commotion de la moelle suivie à longue échéance d'ataxie locomotrice, d'atrophie musculaire progressive, etc. En 1887, Karl Lauenstein, de Hambourg, rapporta un cas de paralysie par compression de la moelle à la suite de fracture du rachis. A cette époque la question fut étudiée par MM. Vibert, Brouardel et Richardière au point de vue médico-légal ; mais ces auteurs avaient en vue des troubles de nutrition qui ne font pas partie de notre sujet, en particulier le diabète traumatique.

Mais c'est en 1888 que parut le premier travail d'ensemble sur la question qui nous occupe : le Mémoire de MM. Tuffier et Hallion, publié dans la nouvelle *Iconographie de la Salpêtrière*, sur les suites éloignées des traumatismes de la moelle, auquel nous avons emprunté plusieurs observations qui ont permis aux classiques de faire le tableau clinique des complications tardives des fractures du rachis.

A l'étranger, Gurlt, en 1864, Wood, Erichsen, Page, Oppenheim et Thomsen étudièrent le même sujet et apportèrent des faits nouveaux. Ils furent rassemblés, en 1890, dans la thèse de Heurteau, dont le travail est le plus complet qui ait été écrit sur la question. D'ailleurs, la même année, MM. Tuffier et Hallion revinrent sur leur premier travail et étudièrent la question au point de vue de son traitement.

Enfin, il y a peu de temps, Kümmel, Heule et Kirmisson montrèrent que, dans certains cas, des fractures pouvaient passer inaperçues au moment de l'accident, mais donner lieu, plusieurs années après, à une gibbosité entraînant avec elle des troubles manifestement d'origine médullaire.

CHAPITRE II

ÉTUDE SYMPTOMATIQUE

Ces troubles peuvent porter : 1° sur le squelette, 2° sur le système nerveux.

A) Troubles tardifs portant sur le squelette. — Toutes les fractures du rachis ne se traduisent pas au moment de l'accident par une gibbosité qui augmente peu à peu jusqu'à ce que la consolidation soit faite.

Dans des cas, rares à la vérité, mais dont l'existence est bien démontrée, la difformité peut se montrer très longtemps après un traumatisme qui semblait n'avoir donné lieu à aucune lésion vertébrale. Comme le dit Kirmisson, certains malades ayant fait une chute ou un effort violent, qui éprouvent des douleurs du côté du rachis « sont regardés comme atteints d'entorse ou même de simple contusion et gardent le lit pendant quelques jours, au bout desquels ils reprennent leur genre de vie et leurs occupations habituelles. Et dans les mois ou les années suivants, il se développe chez eux une gibbosité qui peut atteindre des dimensions considérables. » C'est à Verneuil que l'on doit le premier fait de cet ordre relaté en France. Dans une communication à l'Académie de médecine, en 1892, cet auteur rapporta l'observation d'un homme de 19 ans, qui, en février 1891, glissa sur la glace et fit un effort violent pour se retenir. Il éprouva une douleur vive dans la région lombaire et garda le lit pendant trois jours. En septembre 1891, il éprouva des douleurs en ceinture, pour lesquelles M. Verneuil l'examina. A ce moment, c'est-à-dire près d'un an et demi après l'accident initial, il existait une saillie angulaire au niveau de l'apophyse épineuse de la neuvième dorsale.

On pouvait penser, dans ce cas, que la fracture par cause musculaire, qui n'avait donné lieu primitivement qu'à une douleur localisée, avait été aggravée par de nouveaux efforts et qu'il s'était produit un tassement des corps vertébraux, d'où apparition de la gibbosité.

En 1891, au congrès des médecins allemands de Halle, Kümmel avait attiré l'attention sur des faits semblables, et Henle y est revenu dernièrement en citant quatre observations de fractures méconnues, s'étant manifestées à des intervalles plus ou moins éloignés par des gibbosités très prononcées.

Enfin, Kirmisson, dans la *Revue d'Orthopédie* de 1896, a rapporté l'histoire de deux jeunes gens, dont l'un, âgé de 18 ans, présentait une gibbosité attribuée à un mal de Pott et survenue trois ans après une chute de quinze mètres de hauteur sur la région du dos; et l'autre, un enfant de onze ans et demi, qui avait également une gibbosité survenue deux semaines après une chute. Il n'y avait ni troubles de la motilité, ni troubles de la sensibilité, ni paralysie des sphincters.

Ces quelques observations montrent que des gibbosités peuvent se développer tardivement comme conséquences des fractures du rachis, passées inaperçues à cause de l'absence de troubles médullaires primitifs. La connaissance de pareils faits est importante au point de vue thérapeutique, puisqu'elle montre la nécessité d'immobiliser,

au moins pendant un certain temps, les malades qui ont
subi des traumatismes suffisamment violents pour déter-
miner une solution de continuité de la colonne vertébrale.

*B) Troubles dus à des lésions de la moelle et des raci-
nes nerveuses.* — Les traumatismes rachidiens n'entraînent pas toujours des conséquences fâcheuses et, comme
Lejars l'a montré, en 1894, il en est un assez grand nombre qui sont curables spontanément. Mais lorsque la commotion ou la contusion de la moelle a été assez intense
au moment du traumatisme qui a produit la fracture du
rachis, et chez des individus prédisposés, il est relative-
ment fréquent de voir les troubles primitifs persister indé-
finiment, et même s'aggraver progressivement. De plus,
la diminution de calibre du canal rachidien, due à l'écrasement des corps vertébraux, peut contribuer, dans certains cas, en donnant lieu à de la compression médullaire,
à accentuer ces troubles. Et la moelle n'est pas la seule
qui puisse être atteinte, les racines nerveuses des plexus
peuvent également être contusionnées, déchirées, comprimées, d'où l'existence de symptômes radiculaires qui
peuvent venir se juxtaposer aux troubles d'origine médullaire, et dont il est souvent difficile de les distinguer, ou
tout au moins d'en localiser d'une façon précise le siège
de production. Il faut donc diviser en deux groupes les
troubles nerveux tardifs secondaires aux fractures du
rachis :

les troubles d'origine médullaire ;
les troubles d'origine radiculaire.

I. TROUBLES D'ORIGINE MÉDULLAIRE

Ils sont les plus fréquents et, dans presque toutes les observations que nous avons pu parcourir, ils sont presque toujours les seuls qui aient été notés exactement. Sauf dans les fractures ayant pour siège les dernières lombaires et le sacrum, nous n'avons guère rencontré de symptômes nerveux d'origine purement radiculaire. Les troubles médullaires dus à la compression de la moelle ou à des lésions développées ultérieurement sur un ancien foyer de contusion ou d'hémorragie doivent se classer sous trois chefs :

troubles moteurs ;
troubles des réflexes ;
troubles sensitifs ;
troubles trophiques.

A) Troubles moteurs. — Les troubles moteurs occupent la première place, non seulement au point de vue de la date d'apparition, mais aussi au point de vue de l'intensité et de la tendance à l'aggravation et à l'incurabilité. Ce sont eux qui attirent les premiers l'attention du médecin. Ils existaient dans toutes les observations qui ont été publiées sur le sujet qui nous occupe ; presque toujours, ils ont subi des alternatives d'amélioration et d'aggravation qui coïncidaient avec l'apparition ou la disparition des troubles sensitifs ou trophiques.

Le siège de la lésion détermine la distribution topographique des parésies et des paralysies. Chipault les a groupées en un tableau méthodique : il les divise en 5 classes qui correspondent aux types *cervical, brachial supérieur, brachial inférieur*, *crural* et *jambier*. Suivant les cas, les membres supérieurs, les muscles intercostaux, les muscles de l'abdomen, les membres inférieurs, les sphincters sont paralysés ensemble ou isolément. Mais jamais ces paralysies ne sont associées, comme on le voit les jours qui suivent une fracture du rachis ; et c'est en cela que diffèrent précisément les troubles tardifs des troubles primitifs. A la suite de l'écrasement d'un corps vertébral, qui comprime ou contusionne la moelle, si le malade ne succombe pas, les troubles moteurs, d'abord très accusés et très étendus, se limitent peu à peu et ne portent que sur les membres, ou même seulement sur quelques groupes musculaires. Dans aucune observation, en effet, nous n'avons trouvé de paralysie des muscles intercostaux et des muscles abdominaux. Rarement même, dans les cas où la fracture est très élevée, les membres supérieurs sont entièrement paralysés ; et c'est le plus souvent la paraplégie qui est le symptôme observé. Il est vrai de dire que le rachis est, dans les deux tiers environ des cas, lésé dans la région dorso-lombaire.

Les paralysies sont d'abord flasques ; puis, si, comme cela arrive lorsque les lésions médullaires sont irrémédiables, la partie inférieure des faisceaux pyramidaux dégénère, elles deviennent spasmodiques. On observe quelquefois cette évolution dans les paraplégies : les malades, dont les membres retombaient inertes, éprouvent, à un moment donné, des secousses et des crampes dans les muscles et bientôt la trépidation épileptoïde apparaît, qui marque le véritable caractère de l'affection.

Les troubles des sphincters s'observent quelquefois, lorsque la moelle est comprimée ou lésée au niveau de la deuxième vertèbre dorsale, région qui correspond aux centres *vésico-spinal* et *ano-spinal*.

Toutefois, ces troubles, qui sont si fréquents parmi les accidents primitifs des fractures du rachis qu'on les considère comme de règle, disparaissent souvent peu à peu et ne reparaissent plus, malgré l'existence de troubles moteurs et trophiques permanents.

Chez le malade observé dans le service de M. le professeur Forgue et que nous avons revu, il y a quelques jours, il existe une gibbosité qui a pour centre la douzième vertèbre dorsale, siège probable de la fracture. La paraplégie, qui était complète après l'accident, a un peu régressé, mais s'est installée définitivement, avec une accentuation, à gauche. Non seulement la marche, mais même seulement la station debout est impossible, et le malade peut à peine se retourner seul. Isolément, les membres présentent cependant quelques mouvements : le malade fléchit sa jambe sur sa cuisse et sa cuisse sur le bassin, mais les contractions musculaires sont sans force et il suffit de s'y opposer avec une main pour immobiliser ses membres. De plus, il est à la veille de voir sa paraplégie devenir spasmodique. Il ressent, en effet, surtout la nuit, des secousses dans les muscles des cuisses et du mollet, il a des crampes douloureuses. Il est paraplégique à perpétuité. Toutefois, ses sphincters ont repris leurs fonctions et il urine et défèque volontairement, quand il en éprouve le besoin. La miction et la défécation sont seulement un peu retardées.

Il en était à peu près de même dans l'observation Ire de Tuffier et Hallion. Dix ans après une fracture de la région dorso-lombaire, le malade avait de la parésie des membres inférieurs accompagnée de troubles sensitifs et trophiques.

Chez un autre, des accidents épileptiformes se montrèrent plus de dix ans après une fracture de la région dorsale; on sait que l'épilepsie partielle peut se montrer à la suite de lésions très variées portant sur le système nerveux central ou périphérique. C'est donc une affection qui peut faire partie du tableau clinique des troubles tardifs consécutifs aux fractures du rachis.

B) *Troubles réflexes.* — Les réflexes qui sont généralement exagérés dans les contusions de la moelle, vont ensuite en diminuant pour disparaître quelquefois en totalité. Toutefois, il est des exceptions fréquentes à cette règle que Heurteau a défendue en 1890. Le malade de Tuffier et Hallion (obs. I de leur premier mémoire), près d'un an après sa fracture du rachis, avait de la parésie des quatre membres et des réflexes normaux, « même peut-être un peu exagérés », sans toutefois de trépidation épileptoïde. Par contre, dans l'observation II, le réflexe patellaire était complètement aboli à droite, côté paralysé. Il suffit de savoir que, quand les réflexes sont exagérés d'une façon permanente, la trépidation épileptoïde ne doit pas tarder à survenir, décelant ainsi la dégénérescence des faisceaux pyramidaux.

C) *Troubles sensitifs.* — Les troubles de cette catégorie sont d'une extrême fréquence. Ils sont, toutefois, plus marqués dans les lésions radiculaires. Ils portent sur les divers modes de la sensibilité, au tact, à la douleur, à la chaleur, et comprennent divers degrés : hyperesthésie, hypesthésie, analgésie, retard dans la sensibilité.

Leur distribution varie suivant le siège des lésions médullaires, et ici, il y a lieu encore de rétablir la division de Chipault en groupes *cervical, brachial supérieur, brachial inférieur, lombaire, jambier.*

Dans les cas, très rares d'ailleurs, où il y a hémisection ou hémi-compression de la moelle, on observe le syndrome de Brown-Séquard : hémiplégie du côté de la lésion avec hyperesthésie très accentuée et anesthésie du côté opposé.

De tous les modes de la sensibilité, il semble, d'après la lecture des observations, que ce soit la sensibilité tactile qui soit le plus souvent abolie ou diminuée. Notre malade présentait cette variété d'anesthésie pendant son passage dans le service de M. le professeur Grasset : il sentait la pointe d'une épingle comme un corps mousse. À l'heure actuelle, il a récupéré ce mode de la sensibilité : il sent les frottements et, debout, il sent le sol.

Il est rare, même lorsqu'il y a paraplégie très prononcée, de trouver de l'anesthésie étendue aux deux membres inférieurs; dans le seul cas de Tuffier et Hallion (obs. IV, fracture dorsale datant de 11 ans), ce fait existait assez net. Chez notre malade, la sensibilité à la chaleur et à la douleur est à peu près intacte à l'heure actuelle.

Des crises douloureuses, simulant les douleurs fulgurantes de l'ataxie, peuvent se montrer plusieurs années après une fracture du rachis ; mais, le plus souvent, elles sont les premiers symptômes d'un tabès dont le traumatisme a peut-être été une cause occasionnelle, la lésion ayant porté sur les cordons postérieurs de la moelle. Petit en a signalé plusieurs observations en 1879 ; ces cas ont une importance très grande au point de vue médico-légal; on peut les comparer aux cas de diabète traumatique développé à la suite de traumatismes rachidiens, affections qui ne rentrent pas dans le cadre de notre sujet.

D) Troubles trophiques. — Ces troubles sont la règle. Ils existent toujours, à degrés variables, dans les fractures de la colonne vertébrale qui ont guéri. Leur expression la plus simple consiste dans l'atrophie musculaire généralisée aux jambes, ou localisée à certains groupes musculaires. A mesure que les lésions évoluent, on observe des troubles de nutrition du côté de la peau (Glossy-Skin) des poils et des ongles, des os et des articulations.

Les escarres sont fréquentes, surtout quand le malade est incontinent ; la peau, constamment baignée par l'urine et souillée par les matières, s'ulcère au moindre frottement, et l'escarre s'étend, elle est sacrée ou fessière, superficielle ou profonde, à marche stationnaire ou rapide, suivant les cas. Elle peut ouvrir le canal rachidien et causer la mort par méningo-myélite ascendante.

Guermonprez a communiqué à la Société de chirurgie le cas d'un maçon atteint, 17 ans auparavant, de fracture du rachis, et qui présentait, en même temps que de la paraplégie, une plaie ulcéreuse de la fesse gauche et une luxation externe complète de la rotule du même côté. Cette remarquable observation montre combien les troubles trophiques peuvent revêtir des aspects variés.

Dans une des observations de Tuffier (obs. IV), il existait des déformations très marquées des doigts. Dans une observation de Callender, il y avait nécrose des orteils. Un cas de Hochstetter et Leroy est intéressant comme multiplicité des lésions trophiques : dix ans après une fracture du rachis, un malade présente de la nécrose du calcanéum qui s'élimine complètement par séquestres ; en même temps, il existait de l'atrophie musculaire, des escarres, de l'œdème de la peau, etc.

Chez le malade de M. le professeur Forgue, les troubles trophiques sont peu marqués : il existe seulement de l'atrophie des membres inférieurs, un état de sécheresse de la peau avec exfoliation des ongles. Les pieds, en équin par paralysie des extenseurs des orteils, sont légèrement œdématiés.

II. — TROUBLES D'ORIGINE RADICULAIRE

Ces troubles consistent dans des paralysies motrices sensitives et dans des désordres trophiques localisés au territoire de distribution d'un ou plusieurs nerfs.

Leur symptomatologie diffère par plusieurs points des troubles d'origine médullaire : tout d'abord, il n'existe pas une symétrie aussi nette que dans ces derniers ; de plus, les phénomènes sensitifs et en particulier les douleurs sur les trajets nerveux ont une intensité assez marquée ; enfin, ce qui est caractéristique de cette origine, les paralysies sont localisées à des groupes musculaires qui correspondent aux racines lésées ou comprimées.

Habituellement ces troubles radiculaires ne se présentent à l'exclusion d'autres symptômes médullaires que dans les fractures de la partie inférieure de la colonne lombaire ou dans celles du sacrum.

Dans ces régions, en effet, la moelle n'existant pas, ce sont les branches d'origine du plexus sacré qui sont traumatisées. Un des meilleurs exemples qui en aient été donnés est l'observation V de Tuffier et Hallion. Une femme tombée d'un cinquième étage se fractura le sacrum ; cinq jours après, elle présentait des douleurs avec exacerbation dans les membres inférieurs, de l'anesthésie symétrique à la face postérieure des cuisses, dans la moitié inférieure des faces externe et antéro-externe des jambes, à la face dorsale du pied, au niveau du bord externe du pied et de la moitié externe de sa face plantaire ; de la parésie des membres inférieurs, des troubles trophiques surtout marqués aux pieds. L'anesthésie n'occupait que les territoires de distribution des grands et petits sciatiques ; de même, l'atrophie musculaire existait exclusivement dans le domaine du plexus sacré.

Nous devons ajouter toutefois que les observations dans lesquelles ces troubles sont isolés se comptent, et que, presque toujours, la moelle intervient dans le tableau clinique pour une part considérable.

CHAPITRE III

PATHOGÉNIE

Il est extrêmement difficile de dire quelle est la lésion originelle qui doit être rendue responsable des troubles nerveux. Est-ce la contusion médullaire primitive qui a donné lieu à ces lésions histologiques, qui vont en s'accentuant, ou est-ce la compression par le cal de la fracture? La multiplicité des symptômes au moment de l'accident, l'immobilisation prolongée qu'il est nécessaire d'imposer aux malades atteints de fractures du rachis, rendent difficile la recherche de ce mécanisme.

Les auteurs qui ont étudié la question arrivent tous à cette conclusion que, à l'heure actuelle, il est impossible de dire à quelle lésion sont dus les troubles tardifs. Toutefois, il semble, étant donnée la fréquence du déplacement dans l'écrasement des corps vertébraux et la permanence de ce déplacement dans les observations qui ont été publiées, que la compression de la moelle doit être incriminée. Secondairement, les lésions dégénératives de la moelle installent définitivement les troubles moteurs, sensitifs et trophiques ; mais, dans presque tous les cas, il y a lieu de tenir compte des contusions primitives avec hématomyélie, qui ont pu se produire au moment de l'accident.

———————

CHAPITRE IV

ANATOMIE PATHOLOGIQUE

Les lésions nerveuses qui correspondent à ces troubles sont mal connues, faute d'autopsies et d'un nombre d'interventions chirurgicales suffisant. Quant aux lésions osseuses, elles sont trop bien définies pour que nous les passions en revue.

Dans les cas qui ont été publiés avec des examens anatomiques, les lésions étaient très graves. Chez le malade de Beck, existait un écrasement complet de la partie antérieure du corps de la 12ᵉ vertèbre dorsale ; le bord postéro-supérieur proéminait fortement dans le canal rachidien, qui était *complètement obturé*. « La dure-mère épaissie adhérait aux corps et aux arcs des 11ᵉ et 12ᵉ dorsales ; au niveau du point rétréci, le sac dure-mérien était presque vide ; on n'y trouva que quelques cordons nerveux qui avaient l'apparence de la queue de cheval. Ces tissus reliaient le segment supérieur de la moelle, terminé en cône, à la portion restante du segment lombaire, qui mesurait un centimètre et demi de longueur. »

Dans un cas de Bennett, également rapporté par Tuffier et Hallion, le canal rachidien était également intercepté à peu près complètement, « la dure-mère et la pie-mère traversaient le cal ». La moelle cessait complètement au dessus et au-dessous de la fracture et était transformée en tissu fibreux dans toute la portion qui correspondait à la fracture. Ces deux examens anatomiques sont les deux seuls que nous ayons trouvés de fractures du rachis s'étant accompagnées de troubles tardifs. Dans tous les deux, il existait des troubles moteurs, sensitifs et surtout trophiques très graves ; et la mort survint par infection urinaire.

Lorsque les accidents primitifs ont complètement disparu, que le malade semble guéri et que, une ou plusieurs années après, des troubles tardifs apparaissent, on ne peut guère invoquer des lésions comme celles que nous venons d'énumérer. Il s'agit probablement de compression de la moelle due à l'affaissement de la colonne vertébrale au niveau du foyer mal consolidé, affaissement qui se traduit par une gibbosité et des inflexions latérales du rachis. Dans d'autres cas, et les interventions chirurgicales ont montré l'exactitude de ce fait, il se produit de la pachyméningite externe, qui amène des troubles par compression. On conçoit que les opérations libératrices puissent, lorsqu'il en est ainsi, donner de bons résultats. Mais il y a toujours à compter avec les foyers de myélite transverse ou de myélite systématisée, qui se développent à longue échéance chez les individus prédisposés. Les lésions histologiques sont celles des myélites chroniques, en général. Nous n'avons pas à exposer leurs caractères.

Pour les troubles d'origine radiculaire, les autopsies manquent totalement : toutefois, on conçoit que l'effondrement d'une ou plusieurs vertèbres puisse, en supprimant le trou de conjugaison, écraser ou comprimer des racines des plexus.

En résumé, les lésions qui correspondent aux troubles que nous étudions sont mal connues, et lorsqu'elles consistent dans des zones de myélite, elles ne diffèrent pas sensiblement de celles qui se produisent en dehors des traumatismes.

CHAPITRE V

PRONOSTIC

Bien que la guérison puisse survenir dans un certain nombre de cas, les troubles tardifs qui se développent à la suite de fractures du rachis sont le plus souvent définitifs. Lorsque la moelle est atteinte, les scléroses ascendantes et descendantes rendent l'affection incurable et progressive.

La démence, l'épilepsie partielle, peuvent, d'ailleurs, grossir le tableau clinique et assombrir le pronostic déjà grave.

Mais ce qu'il faut surtout faire ressortir de cette étude, c'est qu'un individu atteint de fracture du rachis et qui, au bout de quelques mois, paraît complètement guéri, n'est pas à l'abri d'accidents tardifs très graves. « Parfois, il suffira d'un léger traumatisme pour rompre le cal, disent MM. Tuffier et Hallion, amener une récidive de la fracture avec déplacement considérable des fragments et accidents paralytiques mortels (après treize ans de guérison apparente dans un cas) ».

Quant au pronostic propre aux troubles d'origine radiculaire, il est difficile de le préciser. On sait que la réparation nerveuse se fait même dans les sections nerveuses;

mais on sait que les névrites périphériques peuvent donner lieu à des zones de dégénérescence dans la moelle.
Suivant les cas, selon l'état des lésions, on observera des
modes d'évolution différents.

CHAPITRE VI

TRAITEMENT

En présence d'un malade atteint depuis plusieurs années de troubles secondaires à une fracture du rachis, y a-t-il lieu d'intervenir? Les résultats des quelques opérations qui ont été entreprises ne sont pas très brillants. En 1892, Chipault réunissait cinq cas de trépanation tardive faits par Maydl, quinze mois après l'accident, Alban Smith, deux ans après, Blackman, quatre ans et demi, Potter, trois ans et une première trépanation, Morris, vingt-huit mois après le traumatisme. On obtint 4 insuccès et 1 succès partiel; encore, dans ce dernier cas, s'agissait-il d'une intervention sur le sacrum. Les lésions médullaires qui avaient eu pour origine la contusion et la compression étaient incurables, de par l'évolution de leur processus histologique. Il semble donc que, dans les cas où la moelle est atteinte, l'intervention ne soit pas susceptible d'amener des résultats satisfaisants. Chez le malade de M. le professeur Forgue, étant donnés les troubles moteurs et trophiques qu'il présente et surtout la tendance de sa paraplégie à se transformer en paraplégie spasmodique, il est à peu près certain qu'une opération même libératrice de la moelle, si celle-ci est comprimée, aboutirait à un échec.

Il en est tout autrement quand le siège de la fracture

est situé au-dessous de la moelle, à partir de la 2e vertèbre lombaire. Les racines médullaires sont de vrais nerfs périphériques, « bien plus résistants que la moelle à la compression. » — « On peut, écrit Chipault, *a priori*, espérer beaucoup en les débarrassant des agents compresseurs.

» On peut, en outre penser que, lors de lésion de la queue de cheval, si les symptômes sont permanents, ils sont dus à une cause permanente de compression (esquille ou tissu cicatriciel). S'il n'y avait que de la contusion, les racines récupéreraient spontanément leurs fonctions, comme tout nerf périphérique après un trauma de cette nature.

» Ces considérations théoriques sont confirmées par les faits de la statistique. Sur 56 cas, il y a 15 guérisons, dont 2 complètes (Péan, Lauenstein). Le fait de M. Péan a trait à une lésion de l'arc postérieur. Restent donc 14 cas, à résultat plus ou moins satisfaisant. Dans 3 (Blair, Stemen 2), le siège de la lésion est inconnu. Le cas d'Alban Smith n'a pas grande valeur. Dans 3 autres (Walker, Potter, Allingham), les lésions siégeaient au-dessus de la région lombaire. Mais, dans le cas de Walker, l'opération fut faite le jour qui suivit l'accident, et il n'est pas prouvé qu'une guérison spontanée ne serait pas survenue. L'amélioration dans ceux de Potter et d'Allingham fut au moins minime. « Restent donc les cas d'Edwards, Blackmann, Gordon, Mac Ewen, Lauenstein, Horsley, Dawbarn, dans lesquels la lésion affecta respectivement une des vertèbres lombaires, le sacrum, la douzième dorsale ou première lombaire, la douzième dorsale, la jonction de la douzième dorsale avec la première lombaire, la onzième dorsale, la jonction des deux dernières dorsales.

« De ces **7** cas, la queue de cheval fut sûrement seule atteinte dans les deux premiers; dans le troisième, la partie terminale de la moelle fut sans doute maltraitée; et les centres vésicaux et rectaux n'eurent aucune part, du moins le dernier, à la guérison. La même remarque s'applique au quatrième cas; la guérison partielle dans le sixième est due sans doute à la réparation des nerfs racines et non de la moelle. Dans le septième, l'amélioration fut vraiment presque nulle. Dans le cinquième, seul, on peut invoquer quelque réparation du côté de la moelle. »

On peut donc dire que la trépanation, dans les cas de compression de la queue de cheval, mérite d'être mise en œuvre. Encore faut-il être sûr, et Thornbura y insiste, que les symptômes ne soient pas en voie de régression, auquel cas il serait préférable de laisser agir la nature.

L'intervention est donc rarement indiquée dans le cas où la moelle est elle-même atteinte, souvent utile quand il y a simplement compression de la queue de cheval. Nous avons vu que, malheureusement, ce dernier fait est l'exception et que le plus fréquemment la moelle est lésée.

La technique opératoire de la trépanation rachidienne, dont les indications sont remarquablement décrites par M. le professeur Forgue, dans son *Traité de Thérapeutique Chirurgicale,* a été bien étudiée par Horsley en 1886. On fait une incision longitudinale en suivant la crête épineuse, on détache avec soin les muscles spinaux des apophyses, sans oublier de couper la forte aponévrose superficielle qui bride l'écartement des lèvres de la plaie; pour cela, comme le dit Horsley, le mieux est de la couper perpendiculairement à la crête épineuse. On peut alors facilement décoller le périoste que l'on récline de chaque côté; à ce moment de l'opération, il ne reste plus qu'à ouvrir le canal rachidien, soit comme le faisait Horsley, en réséquant l'apophyse épineuse à sa base et en trépanant celle-ci, soit mieux, comme le conseille Chipault, en se servant de la gouge et du maillet, sans toutefois ébranler le rachis. Il faut faire une brèche régulière pour éviter les esquilles, et large pour bien se rendre compte des lésions; la solidité de la colonne vertébrale n'est pas compromise pour cela. Des chirurgiens ont enlevé une fois 11 arcs, une autre fois 27, sans inconvénients pour la statique vertébrale.

Si le canal médullaire est suffisamment libéré par ces lamnectomies, l'opération est terminée. Mais, dans le cas où la dure-mère n'a pas son aspect normal, il peut être indiqué d'aller plus loin; on a ainsi enlevé des caillots dans des opérations pour fractures, récentes il est vrai; mais on sait que dans son fourreau dure-mérien la moelle est quelquefois sectionnée et qu'on ne risque pas d'aggraver l'état du malade en rapprochant et suturant les deux bouts. Il y a lieu de préciser ce dernier temps de l'intervention :

« Les os enlevés, dit Horsley, apparaît la dure-mère, recouverte d'un tissu conjonctif spécial très vasculaire. Il faut le sectionner verticalement sur la ligne médiane, car ses vaisseaux viennent des artères spinales et du plexus veineux vertébral. De cette façon, l'on évitera l'hémorragie. De plus, pour que ce tissu, très élastique, débarrasse le champ opératoire, on l'écarte à droite et à gauche avec de petits écarteurs. On ouvrira la dure-mère longitudinalement, sur la ligne médiane. Si l'incision est courte, à peu près un demi-pouce, il faudra placer sur ses lèvres des pinces pour pouvoir examiner la région subdurale. Si l'incision est longue, cette précaution sera inutile.

» Aussitôt l'incision de la dure-mère faite, il sort un flot de liquide céphalo-rachidien, qui remplit la plaie et rend pendant quelques instants l'exploration de la moelle impossible. Le mieux est de l'étancher avec une éponge. Si l'on ne remue pas trop le patient, et surtout qu'on ne relève pas sa tête, l'écoulement s'arrête vite.

» En pressant avec le doigt la moelle contre les corps vertébraux, on peut apprécier toutes les modifications de sa consistance. Si l'on suppose un fragment dur à droite ou à gauche, on pourra passer sur les parties molles de la moelle une aiguille à anévrysme, pour aller à sa recherche. »

On peut, soit fermer la dure-mère à l'aide d'une suture au catgut, soit la laisser ouverte, mais l'écoulement du liquide céphalo-rachidien gêne la cicatrisation de la plaie. La réimplantation des fragments osseux enlevés ne paraît pas nécessaire. La restauration s'était cependant faite dans un cas de Morris, cité par Chipault, où l'autopsie fut pratiquée dix mois après l'intervention.

L'immobilisation est de règle après ces interventions et la gouttière de Bonnet est le meilleur moyen d'éviter la déformation possible. On prendra très grand soin que le malade ne soit pas souillé par ses excreta, de façon à éviter les escarres qui, par infection ascendante, pourraient provoquer de la méningite spinale au niveau de la plaie. Enfin, on recourra aux ténotomies des muscles rétractés et à la galvano-faradisation des muscles paralysés pour tâcher de compléter l'œuvre de l'intervention.

Observation Première

(Inédite)

Recueillie par MM. les docteurs **Gibert** et **Jeanbrau**, chefs de clinique.

Fracture de la colonne vertébrale. — Paraplégie flasque et troubles des sphincters. — Escarre fessière. — Troubles de la sensibilité décroissant de haut en bas. — Tendance de la paraplégie flasque à se transformer en paraplégie spasmodique.

P...., ouvrier maçon, 17 ans, entre, le 23 novembre au matin, dans le service de M. le professeur Forgue.

Il est tombé, il y a quelques heures, d'un échaffaudage de six mètres de hauteur. La chute a eu lieu sur le siège sans traumatisme direct de la région dorso-lombaire. Perte de connaissance pendant 10 minutes environ. Le malade est immédiatement transporté en voiture à l'hôpital.

À son entrée au service, le malade n'a pas de fractures des membres ni de plaies ; il est paraplégique.

À l'examen, le malade présente une légère voussure, au niveau de la colonne dorso-lombaire, qui a pour centre les apophyses épineuses de la douzième dorsale et de la première lombaire. La douleur à la pression est tellement vive dans toute la région dorso-lombaire qu'il est impossible de préciser le nombre des vertèbres fracturées. Le malade est étendu dans le décubitus dorsal, incapable de se mouvoir, souffrant très vivement lorsqu'on tente de l'asseoir ou de le mettre sur le côté.

Les réflexes patellaires sont complètement abolis.

Paraplégie complète. Rétention d'urine, incontinence de matières fécales. Pas de satyriasis. Le soir de son entrée, le malade est pris d'un délire très violent. KBr et chloral.

Pas d'antécédents héréditaires. Pas de syphilis. Bonne santé habituelle, mais alcoolisme invétéré.

24 novembre. — Le délire continue très violent ; rétention d'urine et incontinence fécale, le satyriasis apparaît.

28. — Le délire est si violent qu'il est impossible d'immobiliser le malade dans une gouttière de Bonnet. *Une vaste ecchymose apparaît au niveau des dernières dorsales et des premières lombaires.* On peut, à présent, se rendre compte que la saillie est formée par les apophyses épineuses de la douzième dorsale et de la première lombaire. Huit grammes de chloral et huit grammes de bromure, donnés par mégarde en une nuit par l'infirmier de salle, font cesser les phénomènes d'excitation sans amener aucun accident.

29. — Le délire a complètement cessé ; pour la première fois depuis le soir de son entrée, le malade revient à lui et appelle l'infirmier. Les réflexes sont complètement abolis, il n'y a pas d'anesthésie ni au tact, ni à la douleur, ni à la chaleur. La rétention d'urine et l'incontinence des matières fécales persistent.

1er décembre. — L'ecchymose dorso-lombaire est en voie de disparition, *le malade remue légèrement le membre inférieur gauche.*

2. — Le délire alcoolique revient brusquement ; morphine et alcool ; on isole le malade dans un pavillon de contagieux.

8 décembre. — Le délire a cessé. Le malade a l'air égaré, est très assoupi et répond assez bien aux questions qu'on lui adresse ; il soulève légèrement le membre inférieur gauche ; du côté droit il ne peut soulever le talon du lit, mais il fléchit assez bien la jambe sur la cuisse. Le malade

se sent aller du corps. La rétention d'urine a cessé ; mais il ne peut uriner sans aller du corps. Escarre fessière.

17. — Miction et défécation volontaires, le malade soulève avec peine le talon droit à une hauteur de vingt-cinq centimètres au-dessus du plan du lit. Il ne peut fléchir le pied ni les orteils. Le talon gauche est soulevé à une hauteur de dix centimètres au-dessus du plan du lit, avec beaucoup d'efforts. Œdème du pied gauche.

20 janvier. — Atrophie très marquée des muscles des membres inférieurs ; paraplégie flasque, pas de douleurs ; miction et défécation normales. On fait passer le malade dans le service de M. le professeur Grasset pour le soumettre à un traitement électrothérapique, le 2 février.

A l'Examen. — Le 2 février 1899, on constate au niveau de la douzième dorsale, de la première et de la deuxième lombaire une voussure assez prononcée.

a) Motilité. — Les pieds sont tombants, en équin. La flexion, l'extension et les mouvements latéraux sont complètement abolis du côté droit ; à gauche, la flexion et l'extension du pied se font dans une très faible mesure.

La flexion de la jambe sur la cuisse a toute son énergie à gauche ; elle est sans force à droite. La flexion de la cuisse sur le bassin se fait en partie et avec peine des deux côtés.

b) Réflexes. — Le réflexe rotulien, le réflexe du tendon d'Achille sont un peu plus marqués à gauche qu'à droite, pas de trépidation épileptoïde.

c) Sensibilité. — La sensibilité tactile est à peu près normale aux cuisses, très diminuée au niveau des jambes, abolie aux pieds.

La sensibilité à la douleur est répartie de la même façon:

hypoalgésie aux jambes, analgésie presque complète au niveau des pieds. Il en est de même pour la thermesthésie, qui diminue de haut en bas, de même que les autres modes de la sensibilité. Pas de douleurs spontanées au niveau du tronc, du bassin ou des membres.

d) Troubles trophiques. — Œdème très marqué des pieds; les ongles s'écaillent.

En résumé, les phénomènes sensitifs sont de plus en plus prononcés à mesure que l'on s'approche des extrémités; il en est de même pour les phénomènes moteurs.

Il n'existe point l'anesthésie en selle, ni l'anesthésie uréthrale des névrites du plexus sacré. Il n'y a point la limitation à certains territoires de distribution nerveuse des symptômes sensitifs ou moteurs, ce qui écarte l'idée de polynévrite périphérique. On est donc en présence d'une *myélite circonscrite*, ayant succédé à une *contusion médullaire*; ce diagnostic est corroboré par les troubles urinaires, par la limitation en segment de membre des troubles sensitifs et moteurs et par le siège de la fracture au niveau de la partie inférieure de la moelle.

Examiné à nouveau, le 3 mars 1899, les troubles sensitifs se bornent à un peu d'hypesthésie aux extrémités, un peu plus marquée à droite qu'à gauche. Paraplégie incomplète, mais paralysie presque totale du côté droit.

A deux reprises, on essaye de radiographier la région lombaire, mais le malade remuant beaucoup, les épreuves manquent de précision. L'examen électrique démontre qu'il existe la réaction de dégénérescence incomplète, mais plus marquée à droite qu'à gauche, au niveau des muscles jambiers antérieurs, extenseurs des orteils et des jumeaux.

Le malade sort de l'hôpital quelques jours après.

État actuel le 12 avril 1899. — Le malade est au lit,

dans l'impossibilité absolue de se tenir debout. La gibbosité a augmenté ; il existe en plus une scoliose dorso-lombaire à convexité droite. Douleurs intermittentes en ceinture, partant du sommet de la gibbosité. Pas de douleurs dans les membres inférieurs, au niveau desquels la sensibilité semble avoir reparu ; le malade sent le sol.

Paralysie complète des deux pieds, qui sont en équinisme très prononcé ; la flexion des jambes sur les cuisses et des cuisses sur le bassin est possible, mais incomplète et sans vigueur, moins marquée à droite. Légère exagération des réflexes. Le malade accuse des crampes dans les mollets et des secousses dans les membres. Pas d'escarres, mais œdème mou des deux pieds.

L'exagération des réflexes et les crampes que présente le malade permettent de penser que la paraplégie, qui était flasque jusqu'à maintenant, va se transformer en paralysie spasmodique.

Observation II

(Résumée)

Tuffier et Hallion

Fracture du rachis au niveau de la région dorso-lombaire datant de 10 ans. — Parésie des membres inférieurs plus accentuée à gauche. — Anesthésie incomplète. — Atrophie musculaire à gauche.

G..., 52 ans, tailleur sur cristaux à Baccarat. Bien portant jusqu'en 1878, où il tombe d'une hauteur de 12 mètres sur les pieds, et se fracture le rachis dans la région dorso-lombaire.

Coma pendant trois jours. Séjour au lit pendant un an et six mois de repos avant de pouvoir travailler. On constate dans ce laps de temps les phénomènes suivants :

Paralysie complète des deux membres inférieurs ayant ensuite diminuée peu à peu. Troubles passagers de la miction (rétention) et de la défécation.

Anesthésie totale de tout le corps, au-dessus de la ceinture. Atrophie musculaire très prononcée du membre inférieur gauche.

Pas de troubles trophiques cutanés notables, ni d'escarres sacrées.

Un an et demi après, reprise du travail (il travaille assis). Il se plaint surtout de douleurs survenant de temps en temps dans le membre inférieur gauche, à la cuisse, et surtout à la face dorsale du pied. Ces douleurs sont térébrantes, subites et plus fréquentes par les temps humides ; elles durent de dix minutes à deux heures et plus.

Endolorissement de la région dorso-lombaire quand le malade est fatigué ; douleur violente dans les talons pendant le décubitus dorsal prolongé.

Crampes fréquentes dans les deux jambes, surtout dans le pied gauche. Claudication légère.

État actuel, c'est-à-dire 10 ans après l'accident. — Homme maigre, légèrement courbé en avant. Bonne santé générale. Quelques signes d'alcoolisme.

Rachis. — Pas de déviation transversale. Au niveau de la douzième dorsale, la crête épineuse forme une saillie anguleuse, nette quoique peu prononcée, se prolongeant en bas jusqu'à la troisième vertèbre lombaire.

Sensibilité. — Outre la douleur déjà décrite, diminution très notable de la sensibilité dans toutes les parties situées au-dessous de la ceinture.

Anesthésie à la piqûre, surtout accentuée sur les faces antérieure et interne des cuisses, plus considérable aux jambes, sauf à la face postérieure de la jambe droite où la sensibilité est assez intense. Pieds presque complétement anesthésiés.

La sensibilité au froid est conservée, peut-être augmentée. Mais il y a constamment sensation de froid aux jambes et surtout aux pieds.

Le malade sent mal ses jambes dans son lit. Chatouillement parfaitement perçu.

Motilité. — Très affaiblie dans les deux membres inférieurs mais beaucoup plus à gauche (claudication).

Le malade ne fauche pas, mais les divers segments du membre oscillent mollement les uns sur les autres ; de légers obstacles le font trébucher.

Troubles trophiques. — Cuisse gauche un peu moins volumineuse que la droite ; masses musculaires de la cuisse et du mollet gauches plus flasques à la palpation.

Peau légèrement épaissie à la face postérieure de la cuisse gauche.

Sens spéciaux. — La vue a baissé depuis deux ans, mais d'une façon progressive. Parfois, il y a comme des nuages de fumée passant devant les yeux. Pas d'inégalité pupillaire.

Observation III

(Résumé)

In Taffier et Hallion. Nouvelle Iconographie de la Salpêtrière, 1888, page 217. Fracture du rachis au niveau de la douzième vertèbre dorsale, datant de sept ans. — Signes d'hémilésion de la moelle. — Paralysie et atrophie du membre inférieur droit. — Signes de myélite ascendante.

Gail (Eugène), parqueteur, entré le 10 février 1888 à l'Hôtel-Dieu, salle Saint-Jean, lit n° 20.

En 1881, étant soldat, le malade tombe du haut des remparts de Brest, à une profondeur de 20 mètres. La chute a lieu sur le siège. Après un moment de perte de connaissance, l'intelligence reparaît entière. On le relève; son corps ploie sans résistance, comme s'il eut été à charnière. On transporte le malade à l'hôpital militaire, où il reste en traitement plusieurs mois.

Pour ne parler que des particularités qui nous intéressent par comparaison avec les symptômes actuels, notons seulement les faits suivants.

On établit le diagnostic de fracture du rachis au niveau des douzième vertèbre dorsale et première lombaire et on l'immobilisa dans une gouttière de Bonnet.

Le malade éprouva des douleurs vives au niveau du membre inférieur *droit*, douleurs qui commencèrent à apparaître peu de temps après la chute; par moment, véritables douleurs fulgurantes.

Hyperesthésie du même membre et de la région lombaire du même côté, sauf sur les faces antérieure et externe de la cuisse.

Motilité totalement abolie dans ce membre; quelques soubresauts.

Enfin, troubles trophiques dès le cinquième jour; amaigrissement considérable du membre en 15 mois; peau très pâle et jaunâtre.

État du membre inférieur gauche : simple affaiblissement; motilité volontaire en partie disparue; soubresauts et crampes douloureuses.

Vomissements pendant le premier jour, et rétention d'urine ayant duré une semaine; constipation opiniâtre ayant duré un mois; symptômes d'excitation générale. Le chatouillement de la région dorso-lombaire amenait chez le malade une sensation voluptueuse génésique qui fut accompagnée trois fois d'éjaculation.

L'état général se maintient excellent.

Sorti de la gouttière de Bonnet au bout de cent jours, le malade marche d'abord avec deux cannes, dont il peut bientôt se passer ; néanmoins, il porta pendant un certain temps un corset orthopédique. Il fut réformé au bout de quelques mois.

Dans le membre inférieur droit, troubles de la sensibilité ; mollet presque insensible au contact, mais sensible à une pression sur la masse musculaire ; quelques picotements. Le sol était senti.

Le malade dit qu'il avait peine à diriger sa jambe droite, il la lançait en avant pendant la marche, et le pied retombait plus lourdement que l'autre sur le sol.

Cette espèce d'ataxie aurait peu à peu disparu et notre malade, qui pouvait marcher sans canne, put exercer un métier exigeant la station debout prolongée ; mais cela le fatiguait beaucoup. La force du membre subissait des variations assez prononcées ; le genou fléchissait parfois et, à plusieurs reprises, le malade tomba.

Atrophie stationnaire. Pas de troubles trophiques cutanés.

Quatre ans après l'accident, en 1885, C... changea de métier, se fit marchand de vin et ne tarda pas à devenir alcoolique. Le membre malade s'affaiblit alors, en même temps qu'il y eut une vive douleur dans la région lombaire droite.

En mai 1886, il alla trois semaines aux eaux de Plombières ; douches, électrisation, amélioration sur tous les rapports.

Le 22 décembre, le malade se marie. Hydarthrose, huit jours auparavant, vésicatoire, guérison. A ce moment, quelques excès ramenèrent des troubles de la santé générale et C... éprouva, vers le membre inférieur droit, des douleurs fulgurantes, qu'il avait ressenties dès la deuxième année qui suivit sa chute, mais moins persistantes et moins intenses.

Les crampes douloureuses s'accentuèrent aussi dans la jambe gauche : elles venaient surtout la nuit.

Le malade devint alors plus tempérant et s'améliora.

2 août 1887. — Après des émotions vives et répétées, les crampes de la jambe gauche et les douleurs fulgurantes de la jambe droite acquirent une grande intensité, et, à cette époque aussi, apparaissent des douleurs fulgurantes dans le membre supérieur droit. Douleur sourde, continue, diffuse, dans le membre inférieur du même côté ; la force musculaire de ce membre fut amoindrie. C... vint à Paris, où il fut malheureux et, avec les phénomènes qui précèdent, il eut des troubles du côté de l'appareil digestif.

Le 10 février 1888, il entra à l'hôtel-Dieu, dans le service de M. le professeur Richet, où il présenta les symptômes suivants : apparence de bonne santé ; atrophie du membre inférieur droit ; pituites matinales, digestions lentes et pénibles, pyrosis, éructations, appétit excellent, langue saine, ventre ballonné, dilatation stomacale.

La palpation du rachis montre une déviation de la crête épineuse au niveau de la région dorso-lombaire. La crête, un peu saillante en arrière, décrit une courbe à concavité droite. On sent dans la gouttière vertébrale, à gauche, une légère augmentation de volume du plan osseux sousjacent à la masse musculaire sacro-lombaire. Pas de douleur à la pression.

Sensibilité. — Normale dans tous ses modes, sauf pour la région externe de la cuisse droite, qui présente une zone d'anesthésie complète, allant jusqu'à la partie externe et antéro-externe du genou, à peu près verticale, large

de trois à quatre travers de doigts, et semblant corres-
pondre au filet descendant du fémoro-cutané.

Motilité. — Tous les mouvements sont possibles, mais
sans force. Légère claudication; le malade marche à
petits pas.

Réflexes. — Réflexe patellaire complètement aboli à
droite.

Troubles trophiques. — Pas de changement de colo-
ration de la peau. Membre inférieur droit plus grêle que
le gauche; pli fessier effacé à droite; longueur des deux
membres à peu près égale; mais pour le pied droit elle
est de 0 m. 23 et pour le gauche 0 m. 25.

Épaississement assez notable de la peau du membre
inférieur droit.

Exploration électrique. — Pas de différence entre les
deux jambes au point de vue qualitatif, quel que soit le
courant employé et quel que soit aussi le pôle appliqué
sur le membre; mais elle est plus faible à droite pour
tous les modes d'excitations.

Pas de paralysie ni d'atrophie musculaire dans les
autres parties du corps.

Pas de trouble de la vision.

Traitement. — Courants continus tous les jours, pendant
un quart d'heure. A plusieurs reprises, courants induits.

Bicarbonate de soude contre les troubles digestifs.
Douches et bains sulfureux.

Les douleurs et les crampes disparurent rapidement.
La force revint en partie dans le membre inférieur droit.
L'état des fonctions digestives s'améliora beaucoup.

A sa sortie de l'hôpital, le 3 mars, C... n'éprouvait
plus de douleurs. Marche devenue plus facile, force musculaire du membre inférieur droit notablement augmentée,
bien que l'atrophie fut restée stationnaire.

Le 7 mars, inégalité des pupilles, la droite dilatée. A la fin de mai, même inégalité qui semblait tenir plutôt à la contraction de la pupille gauche qu'à la dilatation de la droite.

A cette époque, il ne ressentait aucune douleur et se fatiguait moins facilement.

Observation IV

(Résumée)

(Tuffier et Hallion)

Le nommé Frédéric D.... âgé de 55 ans, cocher, est entré, le 1ᵉʳ novembre 1887, à l'Hôtel-Dieu annexe, salle Saint-Antoine, lit n° 12, dans le service de M. le professeur Cornil.

Notre ami, M. Bouel, interne du service, a bien voulu nous le présenter et nous l'avons examiné le 18 juin dernier.

D... est un homme fort et vigoureux, qui ne présente, dans ses antécédents, aucun fait digne de remarque. Sa santé a toujours été parfaite, il ne présente aucun stigmate de syphilis ou d'alcoolisme.

Le 15 octobre 1887, cocher au service de la préfecture de police, il conduisait une voiture cellulaire. Le siège de ces voitures étant très haut, la porte de la préfecture très basse, les cochers doivent, pour franchir celle-ci, se baisser énormément. Les chevaux de D.... arrêtés devant la porte, partirent à l'improviste ; D... se baissa aussitôt, mais trop peu. La tête passa bien sous la voûte de la porte sans s'y heurter, le rachis au contraire n'était pas assez fortement incliné ; la voûte heurta violemment la région cervicale postérieure, puis le reste du dos passa à frottement dur.

D... ressentit un choc violent, une vive douleur; puis ses idées se troublèrent sans qu'il perdit complètement connaissance. Il se rappelle bien qu'il ne pouvait remuer ni bras ni jambes, que ses membres, soulevés par le médecin, appelé aussitôt, retombaient flasques et inertes; ce même médecin le piqua en divers endroits sans provoquer aucune sensation. D... raconte qu'on le ramena chez lui en voiture; sa tête retombait sur sa poitrine sans qu'il lui fût possible de la maintenir.

Il demeura chez lui 17 jours, puis entra, le 1er novembre 1887, à l'hôpital.

Dès le lendemain de l'accident, les membres supérieurs et inférieurs se seraient contracturés, ceux-ci en extension, ceux-là en flexion. Les mains reposaient sur la partie antérieure et supérieure du thorax, la main droite était complètement fermée; les doigts de la main gauche étaient à demi fléchis. Cette attitude ne pouvait être en aucune façon modifiée par le malade, et les tentatives de mouvement communiqué étaient inutiles et douloureuses. C'est seulement à la fin du troisième mois que les membres inférieurs, puis les membres supérieurs, purent exécuter quelques mouvements volontaires. Ni le cou, ni le tronc n'étaient rigides. Le lendemain de l'accident, à l'anesthésie avait succédé une hyperesthésie excessive de tout le corps; on ne pouvait toucher D... sans lui arracher des plaintes. Cette hyperesthésie dura environ trois semaines. Des « crampes » très douloureuses, apparues vers le deuxième ou troisième jour, tourmentèrent le malade pendant le même temps. Elles survenaient exclusivement la nuit, et seulement dans les membres inférieurs. Elles firent place au phénomène suivant, qui subsiste

encore aujourd'hui bien qu'atténué : pendant une heure,
une heure et demie, quelquefois davantage, il éprouve
dans les membres inférieurs et supérieurs comme des
secousses produites par la fermeture ou l'ouverture d'un
courant électrique ; chaque secousse s'accompagne d'une
légère douleur.

Observation V

(in Bourdon, Thèse de Lille, 1885, page 35)

Fracture dorso-lombaire de la colonne vertébrale sans aucun symptôme moteur
ou sensitif immédiat. — Parésie des membres inférieurs deux semaines après.
— Paralysie persistante des extenseurs du pied droit et des péroniers latéraux.

Le nommé François G..., âgé de 19 ans, peintre, est
apporté à l'hôpital Saint-Sauveur, le 23 mai 1881. On
vient de le ramasser dans les fossés de la ville. Longeant,
ivre, la crête d'un parapet, il ne peut fournir de renseignements sur la façon dont la chute s'est produite ; mais
l'examen du blessé et de l'endroit où on l'a relevé va
élucider le mécanisme de l'accident. Le rempart, à cet
endroit, est formé d'un plan incliné très court, de la
partie inférieure duquel tombe une muraille perpendiculaire, éloignée d'environ un mètre d'un autre mur paral-
lèle. Or, le lendemain de l'accident, on voyait encore
très nettement, sur le plan incliné supérieur, les traces
laissées par la glissade de G...; et, au bas de la muraille,
les empreintes de ses deux pieds avec les talons enfoncés
profondément dans le sol ne permettaient pas de douter
que la chute ne se fût produite verticalement. De plus,
le sujet ne présente aucune trace de contusion sur la
tête, ni sur le tronc, tandis que les membres inférieurs
portent quelques ecchymoses, marques évidentes du trau-

matisme qui les a atteints. La chute a donc eu lieu sur les pieds ou sur les fesses.

Symptômes. — G... se plaint d'une douleur intense et spontanée au niveau de la 12ᵉ vertèbre dorsale. Il existe, en ce point, un léger renfoncement qui permet l'introduction de la pulpe du doigt que l'on glisse facilement entre les deux apophyses voisines, c'est-à-dire entre la 12ᵉ dorsale et la 1ʳᵉ lombaire.

Rien du reste de visible à l'exploration, en cet endroit ; mais au-dessus et au-dessous, la courbure du rachis est singulièrement modifiée et l'on trouve une voussure manifeste à grand rayon et à convexité postérieure.

Au moment de ce premier examen, il ne paraît pas y avoir de lésion médullaire. En effet, tous les mouvements réclamés du malade sont possibles, quoique très lents ; cette lenteur peut être attribuée à la douleur rachidienne. Les sensibilités au contact, à la chaleur, à la douleur, sont complètement conservées. Il n'est signalé aucun retard dans les sensations.

Pas d'exagération des réflexes.

21 mai. — Le blessé n'a pas eu de selle ; il a de la rétention d'urine. Les mouvements des membres inférieurs sont difficiles, à peine si le pied peut ramper à la surface du lit.

En ce moment, le patient est mal couché ; il paraît penché sur le tiers à droite. M. Folet le remet d'aplomb dans son lit, l'axe du rachis étant bien perpendiculaire à la ligne bitrochantérienne.

A cet instant, les mouvements sont, aux yeux de tous les élèves, beaucoup plus faciles et plus considérables. Ce jour encore, nous interrogeons les diverses sensibilités, elles sont intactes.

25 mai. — Le malade n'urine encore qu'avec le secours

de la sonde; il n'a pas eu de selle; aussi lui administre-t-on un lavement purgatif.

Sensibilités et mouvements conservés.

26 mai. — Le malade urine seul, mais n'a pas eu de garde-robe; nouveau lavement purgatif, aussi inutile que les précédents.

27 mai. — Pas de selle. Mouvements plus difficiles que les jours précédents; il y a une parésie notable. La sensibilité est toujours intacte; les douleurs persistent vers l'extrémité de la région dorsale. On donne 25 grammes d'huile de ricin et deux lavements purgatifs.

28 mai. — G.... nous dit avoir uriné plusieurs fois depuis peu de temps; on lui trouve encore 500 à 600 grammes d'urine dans la vessie. Pas encore de garde-robe depuis l'entrée.

Mouvements de plus en plus difficiles; sensibilité intacte, pas de retard dans les sensations.

On recommande de donner deux lavements purgatifs dans l'après-midi et 30 grammes d'huile de ricin le lendemain matin, si la constipation persiste.

A midi, le blessé a une selle sans aucun secours médicamenteux.

29 mai. — Impossibilité, pour les talons, de quitter le lit; la flexion du pied gauche est possible, mais non celle du pied droit.

Quelques soubresauts de tendons sont notés dans le courant de la journée.

Juin. — Pendant tout le mois de juin, les mêmes symptômes sont observés; c'est toujours une parésie très notable dans les membres inférieurs; les talons ne peuvent se soulever. Il y a encore des soubresauts de tendons dans la jambe droite, surtout la nuit.

Abolition du réflexe rotulien ; pas de trépidation épileptoïde.

Sensibilité intacte.

A la fin du mois de juin, un symptôme important survient : c'est un œdème inférieur de la cuisse droite.

Juillet. — L'œdème de la cuisse et de la jambe a augmenté ; on applique une bande de flanelle et on met le membre dans une position élevée. Au bout de 7 à 8 jours, le gonflement diminue, sans disparaître toutefois.

Vers le 20 ou le 25 juillet, le membre gauche s'enfle à son tour et, bientôt après, la jambe gauche reprend son volume normal.

Nous avons cherché si l'on ne sentait pas d'induration le long des vaisseaux du membre, et nous n'avons rien trouvé, pas plus que dans la cavité pelvienne.

Août. — Le malade a recouvré tous les mouvements des membres inférieurs ; seulement il présente quelque chose de curieux, et c'est là-dessus que nous allons insister. Si du côté gauche on interroge les mouvements de la jambe et du pied, on voit qu'ils sont intégralement conservés. Du côté droit, au contraire, les mouvements de la cuisse et de la jambe ne présentent rien d'anormal ; mais il n'en est plus de même quand il s'agit des mouvements du pied et de la jambe.

A la vue déjà, on remarque que le pied est presque étendu et fortement porté en dedans ; la flexion du pied sur la jambe est impossible ; le malade est encore bien plus impuissant si on lui demande de porter le pied en rotation externe. C'est à ce moment que l'on décide d'électriser, au moyen de courants intermittents, les muscles de la région antéro-externe de la jambe.

Septembre. — L'état du blessé va toujours s'améliorant ; il marche avec des béquilles ; mais il lui est toujours im possible de fléchir le pied et de le porter en dehors.

Octobre. — Le malade fléchit un peu le pied; mais uniquement avec le jambier antérieur qui est devenu plus puissant, soit par suite de l'exercice, soit par suite de l'électrisation répétée.

Observation VI

(Résumé)

In Tuffier et Hallion, *Nouvelle Iconographie de la Salpêtrière*, 1889, page 21 — Fracture du sacrum remontant à cinq ans. — Paralysie. — Crampes. — Douleurs. — Atrophie musculaire. — Troubles trophiques cutanés. — Engelures. — Ces phénomènes sont bilatéraux. — Accouchement.

Il s'agit d'une femme de 31 ans, qui ne présente, ni dans ses antécédents héréditaires, ni dans ses antécédents personnels, rien à noter de particulier. Elle a eu, antérieurement à sa fracture, deux enfants bien portants.

En 1883, elle tomba d'un quatrième étage dans une cour très irrégulièrement pavée. Les pieds, puis le siège, puis la nuque touchèrent successivement le sol.

La malade ne perdit pas un instant connaissance ; voulant se relever, elle s'aperçut que ses deux jambes étaient incapables de se mouvoir. On la transporta à l'hôpital. Là, elle fut simplement placée dans le décubitus dorsal, sans appareil d'immobilisation.

On constata au niveau de l'extrémité inférieure du sacrum l'existence d'une plaie par laquelle s'éliminèrent par la suite deux fragments d'os assez volumineux, au dire de la malade.

Pendant les premiers jours, elle fut en proie à une dyspnée très intense, avec accélération de la respiration. Deux heures après la chute, se serait montrée une extinction de voix qui dura peu de temps. Le pouls était très ralenti, dit-elle. Un peu plus tard, palpitations. Du côté des membres inférieurs, paralysie complète et anesthésie telle que la malade a été, sans s'en apercevoir, fortement brûlée aux pieds par une bouillotte trop chaude; lésion qui a laissé quelques cicatrices.

Il y eut, pendant un an et demi environ, de la rétention d'urine qui exigea le cathétérisme; le passage de la sonde dans l'urèthre n'était point perçu. Pendant à peu près le même temps, constipation opiniâtre avec ballonnement excessif du ventre. La défécation ne s'accompagnait d'aucune sensation. La vue fut affaiblie pendant plusieurs mois, puis redevint normale.

Il se produisit, au bout d'un certain temps, que la malade ne peut préciser, une atrophie musculaire des deux membres inférieurs. Pas de troubles trophiques cutanés. Enfin, environ huit mois après l'accident primitif, survinrent des phénomènes douloureux et spasmodiques prédominant dans le membre droit et consistant en élancements douloureux, crampes, mouvements involontaires des orteils.

Au bout de seize mois, la malade quitta l'hôpital. Ses deux membres inférieurs demeuraient à peu près complètement paralysés, atrophiés, anesthésiés et présentaient de temps en temps, avec des alternatives d'amélioration d'exacerbation, les douleurs et les crampes ci-dessus.

Depuis lors, la paralysie s'est fortement amendée; deux années après l'accident, la malade commençait à pouvoir marcher. Elle en est arrivée à marcher avec le secours d'une canne.

Elle devint enceinte l'année dernière, et la grossesse ne présenta pas de phénomènes spéciaux, si ce n'est, au dire de la malade, un volume du ventre beaucoup plus considérable que dans les précédentes grossesses. Elle est entrée à l'hôpital de la Pitié pour y accoucher. L'accouchement a eu lieu le 5 mars dernier; il a nécessité l'emploi du forceps : la durée totale du travail a été de trente-six heures. L'enfant se porte bien.

Nous examinons la malade le 14 mars.

Elle a les apparences d'une bonne santé ; elle ne présente d'ailleurs aucun trouble fonctionnel notable en dehors des symptômes que son ancienne fracture a développés dans les membres inférieurs.

Au niveau de l'extrémité inférieure du sacrum existe une cicatrice étroite qui, partant du coccyx, se porte en haut et un peu à droite. Sa longueur est environ deux centimètres. Par la palpation, on constate que le sacrum fait, dans la partie inférieure, une saillie plus faible à gauche qu'à droite de la ligne médiane. Le toucher vaginal a donné les renseignements suivants. On tombe tout d'abord sur une tumeur osseuse faisant saillie sur la face antérieure du sacrum. Ce serait comme un prisme triangulaire, transversalement dirigé, dont une face s'appliquerait au sacrum, tandis que l'arête opposée ferait dans l'excavation une saillie de deux centimètres. Du sommet du col au bord inférieur de la symphyse : 105 millimètres.

Angle sacro-vertébral accessible.

Les troubles nerveux consécutifs à cette lésion du sacrum sont localisés aux deux membres inférieurs.

La malade marche difficilement et les mouvements des membres inférieurs manquent de force : ceux qui s'accomplissent dans l'articulation du genou sont plus faibles que ceux que la malade peut produire dans la hanche.

Elle accuse, comme autre trouble moteur, des mouvements involontaires des orteils qui coïncideraient avec les phénomènes douloureux et dont elle ne précise pas nettement le mode. Crampes fréquentes.

Ce sont les douleurs qui la tourmentent surtout. Elles sont variées. C'est tantôt une douleur continue avec des exacerbations, dont les unes durent une minute, les autres un seul instant ; tantôt ce sont de simples élancements. Elles siègent dans les membres inférieurs ; elles seraient influencées de la façon la plus nette par les variations atmosphériques ; c'est ainsi qu'elles sont plus pénibles l'hiver, par les temps humides, par la neige surtout ; elles sont aussi bien plus intenses la nuit que dans la journée. Le rachis est un peu douloureux à la pression dans la région dorso-lombaire et surtout dans la région sacrée. Il y aurait parfois des douleurs spontanées dans le dos, surtout, dit la malade, quand elle reste trop longtemps assise.

L'exploration de la sensibilité donne les résultats suivants :

Le sol n'est pas senti pendant la marche. Au lit, la situation des jambes est nettement perçue. Il existe de l'anesthésie à la piqûre dans les points suivants : face postérieure des cuisses ; moitié inférieure des faces externe et antéro-externe des jambes ; face dorsale du pied jusqu'au voisinage de son bord interne ; bord externe du pied et moitié externe de sa face plantaire. Ces troubles sont symétriques.

La sensibilité au contact, la sensibilité au froid et au chatouillement sont altérées dans les mêmes points que la sensibilité à la piqûre.

Les troubles trophiques sont les suivants : atrophie sensiblement symétrique des deux membres inférieurs

Les jambes sont plus atrophiées que les cuisses. Le triceps fémoral est bien conservé, le gros orteil de chaque pied est déformé de la façon suivante : la première phalange est redressée ; elle forme avec le premier métacarpien un angle presque droit, ouvert en haut, et avec la deuxième phalange, un angle égal ouvert en bas.

Les ongles et les poils ne sont pas altérés; la partie inférieure des deux jambes et la face dorsale des pieds sont tachetées de petites macules rouges irrégulièrement réparties.

En divers points, on trouve des lésions que la malade attribue à l'action du froid et qu'elle dit être des engelures. (Il est à noter qu'elle n'eut jamais d'engelures avant son accident).

Ces lésions sont les suivantes: sur la face supérieure du gros orteil du pied droit, la peau présente une légère tuméfaction d'un rouge foncé, ressemblant en effet à une engelure. Sur la face antéro-externe de la jambe droite, deux taches d'un rouge violacé, régulièrement arrondies, à bords peu nets; l'une a les dimensions d'une pièce de cinq francs, l'autre, située en arrière de celle-là et confondue avec elle sur un point de son contour, est de la grandeur d'une pièce de deux francs; chacune d'elles est le siège d'une desquamation furfuracée; au centre de chacune est une petite ulcération recouverte d'une croûte. En arrière du talon, du même côté, se trouve une phlyctène d'un centimètre et demi due, dit la malade, au frottement de cette partie contre les draps. Une ulcération en voie de cicatrisation s'observe sur la plante du pied gauche, au niveau du cinquième métatarsien. La malade dit que ses pieds enflent pour peu qu'elle marche. Enfin, signalons ce fait, qu'au moment de notre examen, il existait de la rougeur au niveau du sacrum. Nous avons appris qu'une escarre s'était formée en cet endroit les jours suivants.

CONCLUSIONS

I. — Les fractures du rachis entraînent souvent après elles, outre les troubles qui les suivent immédiatement et qui sont fonction de la contusion médullaire, des désordres tardifs et persistants.

II. — Les désordres qui sont le plus souvent d'origine médullaire peuvent porter également sur la colonne vertébrale; des fractures du rachis méconnues peuvent donner lieu, à échéance très éloignée, à des gibbosités, à de la scoliose ou de la lordose.

III — Presque toujours, il s'agit de troubles médullaires ou radiculaires suivant le siège de la fracture et les lésions qu'elle a déterminées. Les quatre fonctions nerveuses sont atteintes à des degrés divers : la motilité, la réflectivité, la sensibilité, la trophicité.

IV. — Les désordres sont généralement incurables, surtout en ce qui concerne les troubles trophiques.

V. — Le traitement opératoire ne donne des résultats satisfaisants que dans les cas de compression médullaire ou radiculaire sans altérations anatomiques des éléments nerveux.

BIBLIOGRAPHIE

Ashurst. — Surg. of the spine. Philadelphia, 1867.

Bouchard. — Des compressions lentes de la moelle. Dict. encyclop., 2e série, t. VIII, p. 666.

Brown-Séquard. — Trépan. in f. of the fract. of the spine. The Lancet, avril 1883, vol. 1.

Brown-Séquard. — Gazette médicale de Paris, 1849, p. 232 : 1850, p. 250 : 1851, p. 477.

Chipault. — Etudes de chirurgie médullaire, Paris, 1893, p. 68.
— Chirurgie opératoire du système nerveux.

Duménil et Pétel. — Commotion de la moelle épinière. Arch. de neurologie, t. IX.

Eichhorst. — Virchow's Arch., 1874, p 4.

Estor et Rauzier. — Compression de la moelle. Traité de thérapeutique de A. Robin.

Forgue et Reclus. — Thérapeutique chirurgicale, t. II.

Grasset et Rauzier. — Traité des ma'a lies du système nerveux, 1e édition.

Guermonprez. — Bulletin de la Soc. de chir., 29 novembre 1882.

Gurlt. — Traité des fractures. Berlin, 1864.

Gussenbauer. — Uber die Commotio medullæ spinalis. Prog. med. Wochenschr., 1893, n°s 40-41.

Gombault et Wallich. — Cas de lésion traumatique de la moelle. Arch. gén de méd., avril et mars 1889.

Hamilton. — Traduction Poinsot, 1886.

Heurteau. — Contribution à l'étude des conséquences tardives des lésions traumatiques de la moelle épinière. Th. de Paris, 1890, n° 69.

Henle (A.). — Archiv. für Klinischen chirur., Bd. 52, Hft. I, p. 1

Kahler et Petit. — Centralblat. f. New. III, p. 77.

KIRMISSON. — Art. Fractures du rachis. In Traité de Duplay et Reclus, 2° édition, t. III.

— Des difformités de la colonne vertébrale survenant à la suite de fractures méconnues. Revue d'Orthopédie, 1896, p. 481.

LEYDEN. — Traité clinique des maladies de la moelle épinière, trad. franç. Paris, 1879.

KARL LAUENSTEIN. — Note sur un cas de fracture de la colonne vertébrale. Arch. gén. de méd., 1887, trad. par Rosenthal.

LEJARS. — Curabilité des traumatismes rachidiens. Gazette des hôpitaux, 2 juin 1894, n° 64.

LERICHE. — Lyon Médical, 1875.

LEUDET. — Arch. gén. de médecine, 1863, t. I, 6° série.

MALGAIGNE. — Traité des fractures et luxations.

MÉNARD. — Thèse de Paris, 1889, n° 173.

MITCHELL, MOREHOUS et KEEN. — Recherches sur les traumatismes des nerfs. Philadelphie, 1884.

OLLIVIER D'ANGERS. — Traité des maladies de la moelle épinière et de ses enveloppes, 2° édition, 1827.

PETIT. — Ataxie et traumatisme. Revue mensuelle, 1879.

TILLAUX. — Traité de chirurgie clinique.

TUFFIER et HALLION. — Des suites éloignées des traumatismes de la moelle. Nouvelle Iconographie de la Salpêtrière, 1888-89.

— Des accidents nerveux tardifs consécutifs aux fractures du rachis et de leur traitement. Arch. gén. de méd., 1890, p. 336.

VERNEUIL. — Bull. de l'Acad. de méd., 27 septembre 1892.

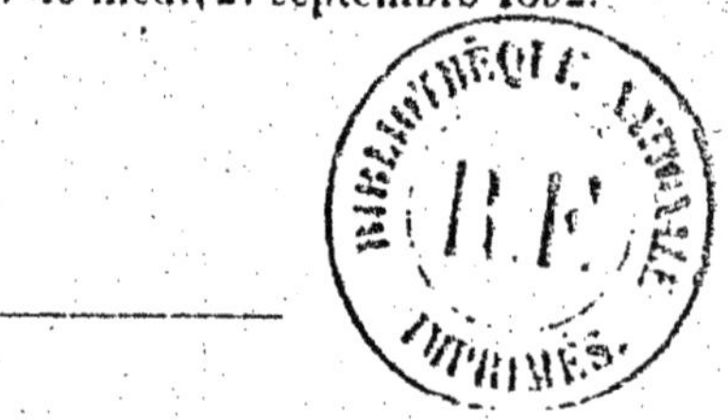

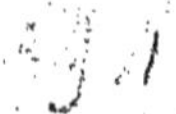